AF314361

UN MOYEN

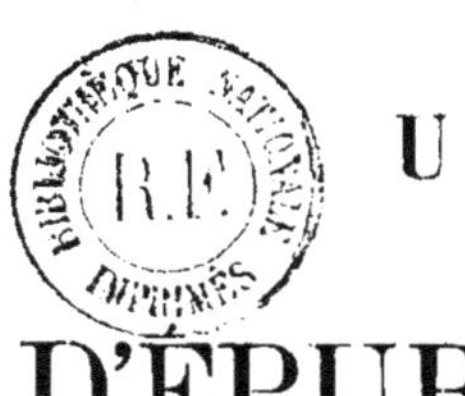

D'ÉPURER LA SEINE

UN MOYEN

d'Épurer la Seine

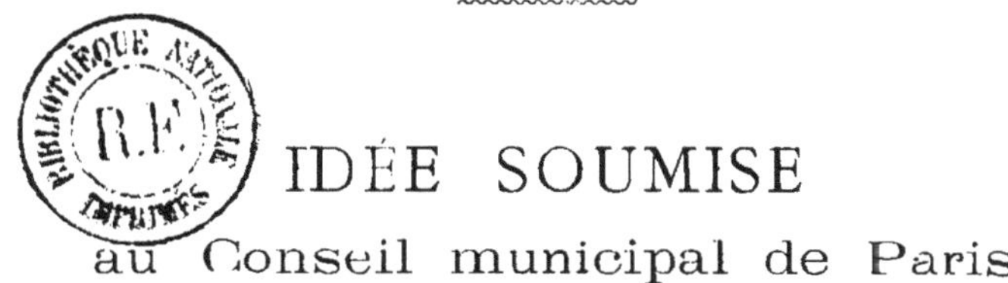

IDÉE SOUMISE

au Conseil municipal de Paris

PAR

Alexandre TOURTEAUX

PUBLICISTE

ASNIÈRES

IMPRIMERIE M. ROBERT

7, rue du Bois, 7

1900

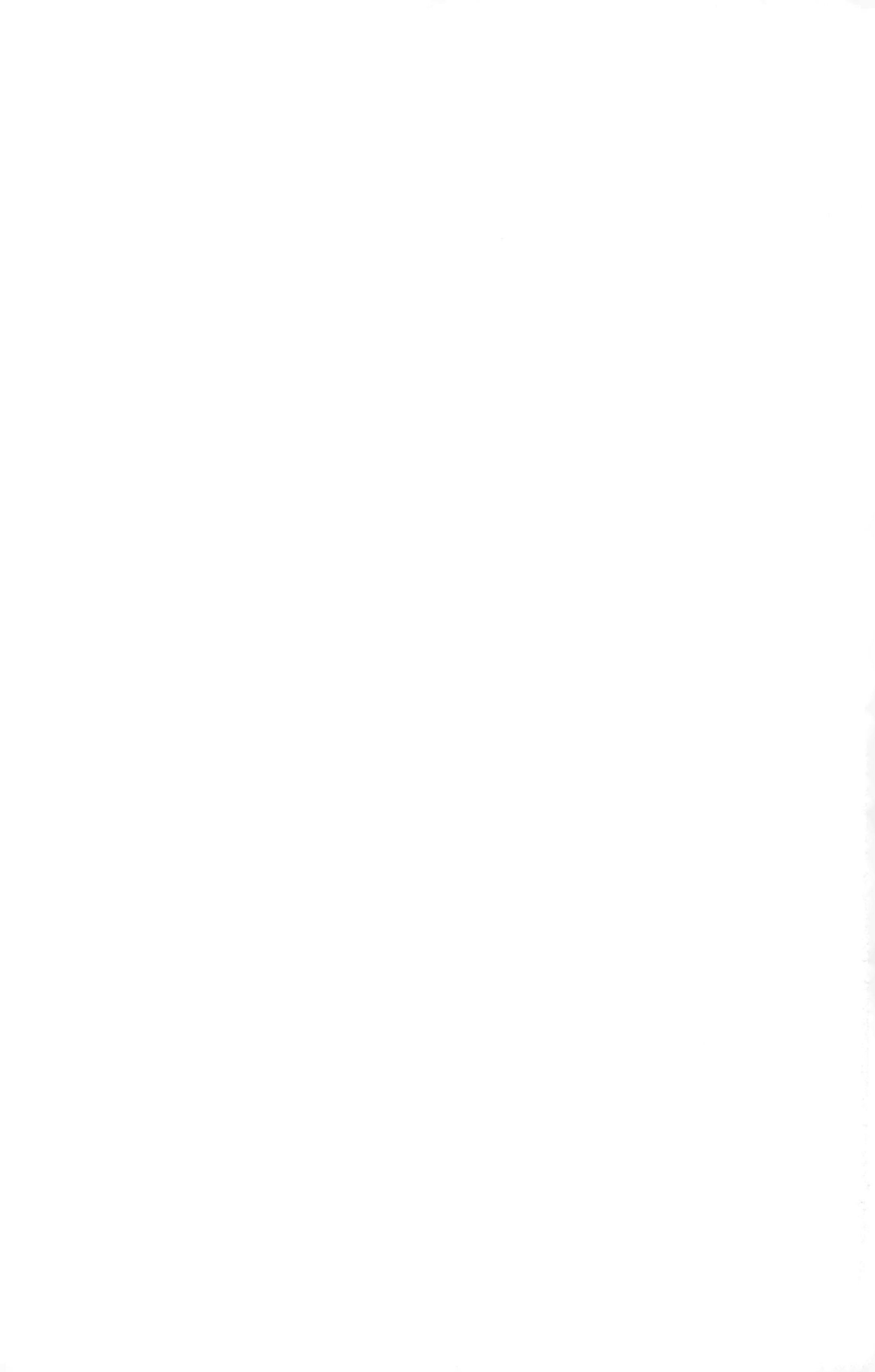

UN MOYEN
D'ÉPURER LA SEINE

I

Malgré les dépenses et les sacrifices considérables que la ville de Paris s'est imposés pour la suppression des eaux d'égout, il est incontestable qu'à l'heure actuelle la Seine est tout aussi infectée qu'il y a dix ans. Les champs d'épandage de Gennevilliers, d'Achères et de Poissy, malgré leur grande surface, sont absolument insuffisants. Une partie du flot des impuretés de la nutrition de Paris — selon le mot de M. Poubelle, continue à rouler dans le lit de la Seine, dont le cours, à partir des bassins de Clichy, présente toujours l'aspect d'un immense et répugnant cloaque.

Ainsi, les promesses solennellement répétées et jurées de Messieurs les ingénieurs de l'assainissement — impuissants devant l'avalanche — n'ont pas été, et par la force même des choses, ne peuvent pas être tenues. La volonté du Parlement qui a imposé comme conséquence de la loi du tout à l'égout, l'épandage intégral des eaux polluées de la capitale dans un délai qui ne devait pas excéder le mois de juillet 1899, n'a pas été respectée. La Seine, au train où tout va, est menacée de recevoir son contingent d'ordures pendant longtemps encore ; et, il faut bien le constater, rien ne fait prévoir la fin de cette dangereuse situation. Rien ne fait prévoir même une amélioration à quelque délai que ce soit. Imperturbablement, comme des gens sûrs de leur infaillibilité, MM. les ingénieurs poursuivent leur plan vers le but qu'ils se sont marqué sans qu'il apparaisse qu'ils puissent jamais l'atteindre. Pour longtemps donc, en dépit de leurs efforts, la Seine est destinée à servir d'exutoire au trop plein des champs d'épandage.

C'est une situation intolérable contre laquelle on ne saurait trop protester et à laquelle il faut remédier au plus vite par quelque moyen que ce soit.

L'expérience faite dans les plaines de la basse Seine semble péremptoirement démontrer que jamais on n'arrivera à un épandage total et rationnel des eaux sales de Paris, dont le volume fantastiquement énorme augmente sans cesse dans une proportion formidable et inquiétante, suivant une progression corrélative à l'augmentation de la population ; on ne sait plus où cela s'arrêtera.

Il y en a déjà trop, il y en aura davantage l'année prochaine et l'infection ira grandissante au fur et à mesure de l'extension du système en vogue aux 50.000 maisons de Paris qu'il reste à pourvoir, si l'on ne décuple pas au moins, l'étendue des champs d'épandage.

En admettant que les terres de ces champs consentent indéfiniment à boire les quatre mètres cubes d'eau sale que, suivant l'avis des docteurs en la matière, on leur ingurgite par mètre superficiel et par an, — ce qui est encore à démontrer malgré l'optimisme des susdits docteurs — il est certain qu'il y aura toujours, quoiqu'on fasse et quoiqu'on dise, un excédent d'afflux qui s'écoulera plus ou moins franchement et quand même dans les cours d'eau de la contrée d'épandage. Aujourd'hui, c'est la Seine, demain ce sera l'Oise. C'est fatal, si l'on persiste à mettre la charrue devant les bœufs, c'est à dire à pratiquer le jet sans avoir sous la main les moyens complets de le traiter au bout du couloir ; à augmenter le volume à purifier sans posséder les filtres nécessaires.

En présence de l'impossibilité reconnue d'épurer par les procédés à la mode du jour les *cinq ou six cent mille* mètres cubes d'eau sale que les bassins de Clichy recueillent journellement et répartissent au petit bonheur

entre le syphon de Clichy — le fameux syphon — et la
Seine qui n'arrose plus que des prés défleuris, hélas !
il faut aviser à réduire le stock nauséabond en éliminant
d'une façon tout aussi simple que pratique tous les liquides de contrebande qui n'ont pas légitimement le droit
d'y entrer.

Que chacun fasse sa besogne et nettoie son infection.

Si le volume des eaux des égouts parisiens dépasse
fortement le cube originairement prévu par les calculs,
officiels, cela ne vient pas de ce que les parisiens jetten
à l'égout plus d'eau qu'il ne convient ; non, c'est parce
que des intrus ont trouvé le moyen d'y glisser subrep-
ticement des masses assez importantes de vidange sur
lesquelles on ne comptait pas. Supprimer ces vidanges
intempestives, hypocrites et clandestines est une nécessité.

Cette suppression diminuera d'autant le trop plein
qui s'échappe des bassins de Clichy.

300 mètres cubes par jour environ.

C'est à considérer.

Voilà un premier point sur lequel on insistera tout
à l'heure, en expliquant la combinaison singulière du
vidangeur auteur de ce déversement frauduleux.

II

Une autre cause d'infection contribue largement à
aggraver le mal : C'est la tolérance dont jouissent les
propriétaires de banlieue qui raccordent leurs cabinets
d'aisances avec les égouts publics.

Sous prétexte que l'usage des fosses fixes ou mobiles
est définitivement et irrévocablement condamné, on laisse
les habitants de Neuilly, de Levallois-Perret, de Clichy,
de Saint-Ouen, d'Asnières et de bien d'autres communes
riveraines de la Seine, *on les incite même,* à jeter leurs
vidanges dans les égouts qui *tous s'écoulent en Seine.*

Est-ce que le système du tout à la Seine présente moins d'inconvénients que le système des fosses bien cimentées et parfaitement étanches ?

Je ne suis pas expert en hygiène, mais j'ai souvent ouï-dire que le mélange des vidanges avec les eaux de rivières constituait pour celles-ci le pire des empoisonnements et pour les pays condamnés à l'usage de cette eau une menaçante perspective.

Dans la banlieue on ne se gêne pas pour vider ses cabinets à la Seine.

J'ai vu, de mes yeux vu, à Saint-Ouen, les cabinets d'une maison où le propriétaire a installé des appareils du tout à l'égout qui n'ont jamais fonctionné. Le réservoir de chasse s'y trouve bien, mais il n'a jamais contenu une goutte d'eau — il n'y en a pas dans cette maison — Les vidanges tombent à l'état naturel directement dans l'égout qui remplit l'office de fosse. Le propriétaire qui ne paie pas un centime de redevance pour sa vidange est enchanté de son installation qu'il trouve très économique.

Il paraît que dans le voisinage tous les propriétaires en font autant ; si bien que voilà un égout public, dans un quartier habité par une population composée en majorité de chiffonniers dont les pratiques hygiéniques sont plutôt sommaires, qui sert de fosses à tout le monde.

Cet égout, est-il besoin de le dire, évacue — quand les pluies d'orages les y poussent — toutes ces infections à la Seine.

C'est parfait.

Il est certain que les raccordements de ces maisons avec les égouts n'ont pas été faits sans les permissions de voirie nécessaires, l'Administration connait donc ces pratiques ; elle les tolère complaisamment.

Les maisons n'ont pas de fosses ! cela satisfait les hygiénistes officiels, fanatiques du tout-à-l'égout.

Pas de fosse ! est comme le· Sans dot ! de l'avare de Molière, cela répond à tout.

C'est inimaginable !

Voyons, franchement, ne conviendrait-il pas, dans l'intérêt de la santé publique, d'apporter un peu plus de mesure dans l'application du système nouveau et de ne pas le laisser pratiquer à tort et à travers, sans précaution, comme à Saint-Ouen et dans la banlieue ; avant de laisser vider les cabinets dans les égouts communaux ou départementaux ne conviendrait-il pas de s'assurer que ces égouts ne vont pas se perdre dans la Seine ?

Personne, dans l'administration préfectorale, ne paraît se soucier de cela, c'est pourtant un point intéressant.

On dit que le département étudie un projet de construction d'égout collecteur latéral à la Seine, qui conduirait les eaux des communes de la banlieue ouest dans des champs d'épandage aménagés de coté de Bondy, mais ce projet n'est pas encore entré dans la voie de la réalisation. Les fonds ne sont pas votés. Rien ne prouve que le canal départemental répondra aux nécessités même pour le présent ; il est à craindre que, comme les champs d'Achères, ceux de Bondy n'absorbent qu'une partie du liquide. Si Messieurs les Ingénieurs, selon leur excellente coutume, ont tablé sans tenir compte de l'augmentation de population plus rapide dans la banlieue qu'à Paris il est à craindre que canal et champ d'épandage reçoivent dans peu de temps — quand la Compagnie des eaux se décidera à laisser ses abonnés en prendre leur content — le double et le triple de ce qui coule en ce moment. Si ce supplément n'est pas entré dans les prévisions, gare aux champs d'épandage ! gare à la Seine !

Quoi qu'en disent les docteurs, tant mieux de l'assainissement officiel, l'épandange n'est pas l'unique et souverain remède à l'infection de Paris. Il y aura toujours trop d'eau et pas assez de champs avec le tout à l'égout. Ce remède ne sera véritablement bon pour l'agglomération parisienne, dont les maisons couvriront bientôt la moitié la surface du département de la Seine, soit une vingtaine de mille hectares, avec plus de trois millions et demie d'habitants, que lorsqu'on aura trouvé moyen d'étendre convenablement, commodément et au loin, un volume d'eau égal à la moitié du débit moyen de la Seine; pas avant. Cette affirmation paraît fantastique. L'état actuel des choses prouve malheureusement qu'elle n'est pas téméraire.

Dans ces conditions il est certain qu'en laissant les ingénieurs aller leur train on n'arrivera jamais à clarifier l'eau de Seine et à lui rendre sa limpidité antique. Il est indispensable et urgent de faire machine en arrière, de ne pas laisser ces Messieurs persister dans leur voie et avant de les laisser autoriser, soit dans Paris, soit dans la banlieue de nouveaux raccordements avec les égouts, il faut les obliger à s'assurer qu'ils ont sous la main le moyen d'épurer tout de suite le supplément qui en résultera. Tant qu'on n'aura pas cette assurance positive tout déversement de matière excrémentielles ou susceptibles d'entrer en fermentation doit être rigoureusement interdit. Il faut de plus, prendre dès maintenant les mesures imposées par la nécessité et supprimer tous les déversoirs irréguliers, avoués ou clandestins, la plupart non réglementaires, que la tolérante bienveillance de l'Administration a laissé un peu trop facilement établir de tous cotés, aussi bien à Neuilly qu'à Levallois-Perret et à Saint-Ouen.

Et qui donc pourrait se plaindre de cette nouvelle disposition imposée par la nécessité de protéger la Seine contre l'envahissement microbien ?

Il n'est pas question ici de supprimer absolument ce qui existe, il ne faut être absolu en rien. L'absolutisme inconsidéré en faveur du tout-à-l'égout avant l'épandage a crée l'infection du plus beau fleuve de France, les riverains de ce fleuve et les Parisiens amateurs de la pêche à la ligne — ils sont nombreux — ne pourront qu'applaudir à un revirement nécessaire de l'Administration vers des mesures résultant de règlements sages et prudents qui sont toujours en vigueur. Quoi qu'en ait dit M. Bechmann, il n'est pas besoin de loi nouvelle pour enrayer l'infection de la Seine.

III

Jusqu'à l'année terrible, l'Administration Parisienne a veillé avec le plus grand soin à la conservation de la pureté de la Seine dont l'eau était jadis réputée comme la plus salubre de la contrée. Il faut reconnaître qu'elle n'a pas réussi complètement à la conserver. Depuis toujours les égouts se sont déversés dans la riviere, mais jadis ces déversements étaient loin d'atteindre le volume d'aujourd'hui ; l'inconvénient était moindre, cependant il a toujours été interdit de jeter dans les rivières aucune substance de nature à en polluer les eaux. En 1669 et en 1773, des ordonnances royales, succédant à d'autres ordonnances, — appuyées par des arrêts du Conseil ont confirmé ces interdictions. Mais plus tard des afflux nouveaux d'eaux de sources ont submergé les défenses. A la suite de l'adduction des eaux de l'Ourcq, au commencement du premier Empire, les égouts parisiens ont reçu un supplément d'eau de lavage qui a entraîné de nouvelles immondices vers la Seine. A ce moment, pour répondre à des besoins nouveaux que l'on ne croyait pas pouvoir être dépassés, on a construit de nouveaux égouts dont les exutoires ont été dirigée sur la Seine qui fut salie dans tout son parcours urbain, jusqu'au jour où, pour la clarifier dans la ville, on réunit toutes ces eaux dans d'immenses collecteurs pour aller les porter plus loin dans ce qui était la campagne ; les temps ont changé !

Le flot augmentant de jour en jour on crut bon, sous la Restauration, de faire revivre les anciennes défenses pour parer à certains abus. C'était d'autant plus nécessaire que depuis longtemps quelques établissements publics de Paris jetaient des tas de malpropretés dans les égouts et à la Seine en dépit des prohibitions. Ces pratiques avaient à plusieurs époques soulevé les protestations du public. En 1834, une ordonnance de police interdit formellement le jet des matières de vidange dans les égouts à peine de sévères amendes.

Une surveillance étroite, appuyée de procès-verbaux et de poursuites judiciaires, permit de modérer les mauvaises habitudes. Plus tard, en 1845, la rivière étant de plus en plus noircie, on songea à refouler les eaux sales au loin au moyen de tuyaux et d'une force motrice empruntée à la chute du barrage du Pont-Neuf; mais cette idée n'eut pas de suites et les égouts ont continué à mêler leurs infections aux eaux pures de la rivière. Toutefois la défense, concernant les vidanges et les matières excrémentelles, fut rigoureusement maintenue. On considérait à cette époque qu'avant de la lever il fallait avoir au moins le moyen de le faire.

Le décret du 26 mars 1852, en ordonnant de raccorder les maisons aux égouts, ne tolère le jet que des eaux ménagères et des eaux pluviales. Dix-huit mois après ce décret, et comme pour bien en préciser la portée, le Préfet de police reprenait les ordonnances anciennes, les refondait, les complétait et les publiait de nouveau.

L'ordonnance de police ainsi publiée le 1er septembre 1853, rappelant les termes de celle de 1834, porte dans son article 16 :

16. — Il est expressément défendu de jeter dans les égouts des urines, des boues, des immondices solides, des matières fécales et généralement tout corps ou matières pouvant obstruer ou infester lesdits égouts. Il est également interdit de laisser couler dans les égouts des eaux acides qui ne seraient pas préalablement neutralisées de manière à prévenir la détérioration des égouts.

Cette ordonnance spéciale à Paris a été complétée par une autre, spéciale à la banlieue. Celle-ci porte la date du 1er décembre 1853 et son article 62 dispose :

62. — Les matières provenant de la vidange des fosses seront immédiatement déposés dans les récipients qui doivent servir à les transporter aux voiries. Ces vaisseaux seront en conséquence remplis auprès de l'ouverture des fosses, fermés, lutés et nettoyés ensuite avec soin à l'extérieur avant d'être portés aux voitures ; toutefois les eaux vannes seront extraites au moyen d'une pompe.

Il est expressément interdit de faire couler des eaux vannes ou de jeter des matières solides sur la voie publique ou dans les égouts.

89. — En cas de versement de matières sur la voie publique, l'entrepreneur fera procéder immédiatement à leur enlèvement et au lavage du sol. Faute par lui de se conformer aux dispositions du présent article il y sera pourvu d'office à ses frais.

Si la première de ces deux ordonnances est caduque par suite de la loi de 1894, la seconde a conservé toute son autorité ; on va le voir.

On a toujours tenu la main à l'exécution de la seconde ordonnance dans la banlieue et on a eu bien raison. Il n'en a pas été de même à Paris.

Vers 1858, l'administration municipale, sous l'inspiration de M. l'ingénieur en chef Mille, commença de chercher les moyens d'utiliser les eaux d'égout dont on voulait à tout prix, à ce moment, débarrasser la Seine ; des essais d'épandage furent tentés sur les terres de la ferme de Vaujours. Ils n'ont pas donné d'excellents résultats. Peu après, sous la foi d'une stérilisation hypothétique et en prévision d'un épandage futur, on autorisa le jet de matières liquides de vidange dans les égouts ; il s'établit alors un système qui n'a pas entièrement disparu et qu'on appelle le système diviseur. Des récipients percés de trous, aménagés dans des locaux spéciaux, reliés aux égouts, retiennent les matières solides en laissant échapper les liquides. On a cru pouvoir admettre cet écoulement malpropre parce que, malgré le pessimisme antérieur, on avait pensé que la question de l'assainissement par l'épandage allait être tranchée souverainement et rapidement. Mais cette question on le voit est toujours en suspens.

Les essais de l'ingénieur Mille n'ont pas été suivi d'établissement définitif. Ils sont restés à l'état préparatoire. Cependant les égouts reçurent tout de même le jus des tinettes filtrantes et le portèrent à la rivière dont les eaux roulèrent alors un liquide repoussant d'une odeur fétide et écœurante. Toutefois l'Administration

ne voulut pas revenir sur ce qui avait été fait, le vent
était déjà au tout à l'égout, et, en attendant une solution,
on laissa empoisonner la Seine.

Le contraire eut été de plus sage administration.

Il fallut bien tout de même à la fin se préoccuper de
sortir de la situation fausse dans laquelle on s'était
fourré de gaîté de cœur. En 1874 le Ministre des Travaux
publics institua une Commission qu'il chargea d'étudier
les moyens les plus propres à enrayer l'infection. Cette
Commission constata avec peine l'état répugnant où
l'inconcevable pratique, inaugurée à la suite des travaux
de Mille et de ses successeurs, avait mis le fleuve depuis Clichy jusqu'à Mantes. Le tableau qu'elle en fait
s'applique aussi bien à la Seine d'aujourd'hui qu'à celle
de l'époque. — Ce qui, entre parenthèse, permet de constater aussi que les mesures prises depuis 26 ans n'ont rien
changé du tout. — Elle conclut naturellement à l'épandage.

Ce qu'il convient de retenir du rapport de cette Commission officielle, pour l'instant, c'est qu'elle reconnaît
que, malgré les tolérances de l'Administration, rien n'a
été modifié ni en fait ni en droit dans la législation ou la
réglementation des égouts dans Paris et la banlieue.

Je relève dans ce rapport l'alinéa suivant qui pose la
question de légalité du déversement des eaux vannes et
des vidanges à l'égout comme elle doit être posée :

Ainsi que M. le Ministre l'a lui-même indiqué dans sa lettre
du 22 juillet 1874 à M. le Préfet de la Seine, les textes son
formels pour interdire l'écoulement ou le déversement d'immondices dans les fleuves ou rivières et spécialement en Seine.
Mais à côté du droit strict pour l'Administration d'intervenir
et d'édicter des prescriptions coercitives conformes aux textes
légaux, il convient de constater combien la pratique généralement tolérée en France est peu en corrélation avec la netteté
des lois et réglements. Presque partout les industriels et les
municipalités ont considéré les cours d'eau comme des récep-
tacles de détritus.

On conçoit, ajoute le rapporteur sans conviction, qu'il

faille aujourd'hui tenir compte des nécessités de l'industrie et de la salubrité intérieure des villes, *avant de prescrire l'application trop hâtive de procédés d'assainissement encore bien neufs ;* ce qui revient à dire que les villes ont eu grand tort de laisser envahir les égouts et les fleuves sans nécessité.

L'Administration se considère donc comme encore armée par les lois, décrets et réglements ci-dessus rapportés. Au moyen de ces textes, elle pourra donc, quand elle le voudra, mettre un frein aux déversements illégitimes, irréguliers et abusifs des eaux contaminées en rivière, toutes les fois que l'industrie permettra *à peu de frais* la désinfection complète de ces eaux par ceux mêmes qui les produisent.

Pourquoi ne se servirait-elle pas de ces armes aujourd'hui comme jadis ?

Ont-elles été émoussées par les lois qui sont survenues depuis 1874.

On va voir que non.

A la suite du rapport de la Commission de 1874 et comme conséquence à sa conclusion, les expériences déjà entreprises depuis une quinzaine d'années dans la plaine de Gennevilliers furent reprises et, sans tenir compte des critiques formulées au sujet de l'*application trop hâtive* du tout à l'égout, l'Administration, toujours pressée, en toléra l'installation dans nombre de maisons parisiennes Le Conseil municipal même, entraîné par le courant, rendit le 1ᵉʳ août 1886 une délibération qui en autorisait l'exercice. Il adopta ce système comme unique moyen d'assainissement par une délibération du 26 février 1887.

On n'avait pas à ce moment les surfaces nécessaires à l'épandage. On laissa néanmoins les propriétaires parisiens profiter avant la lettre de l'innovation ; les conséquences de cette précipitation ne tardèrent pas à se faire cruellement sentir.

En 1874, la Seine était dans un pitoyable état, ce fut bien pis après 1887; Gennevilliers ne suffisant pas, les vidanges s'écoulèrent dans la Seine à Clichy comme par le passé, sous forme d'un torrent impétueux qui décrivait une immense parabole dans le courant, en déposant à droite et à gauche d'épais bancs de vase noirâtre et puante. Il fallut absolument songer à créer de nouveaux ateliers d'épuration et de filtrage. La Commission de 1874 avait indiqué le domaine national d'Achères. Une convention intervint entre l'Etat et la ville pour l'affectation de ce domaine aux services des égouts. Au cours de la discussion de la loi spéciale, qui fut promulguée le 4 avril 1889, il fut indiqué que le projet était exclusivement destiné à remédier à l'infection des eaux et que son adoption, dans ces termes, aurait pour conséquence immédiate de rendre au fleuve des Parisiens sa pureté de jadis.

Mais la loi n'a rien modifié de la législation et de la réglementation anciennes qui restent donc toujours en vigueur.

Il en est de même pour la loi de 1894, qui est survenue ensuite pour autoriser l'emprunt des 115 millions réclamés par les ingénieurs pour mettre les choses au point. Cette loi a prescrit, par son article 2, aux propriétaires parisiens d'écouler souterrainement et directement leurs vidanges à l'égout, elle a imposé en même temps aux ingénieurs d'assurer l'épuration de la totalité des eaux ainsi constituées dans un délai de cinq années mais elle n'a pas modifié les réglements spéciaux de l'assainissement des villes de banlieue. L'article 62, II⁰ paragraphe, de l'ordonnance de police du 1ᵉʳ décembre 1853 notamment reste toujours en vigueur.

Ceci étant bien établi, on voit que pour éviter à la Seine l'engloutissement journalier et forcé de plusieurs centaines de mètres cubes d'ordures infectieuses, il n'y a tout simplement qu'à reprendre ce 2ᵉ paragraphe, tel quel, sans en modifier une syllabe et à l'appliquer aux particuliers et aux usiniers de banlieue qui rentrent dans les cas qu'il prescrit, qui en prennent trop à leur aise et qui abusent au-delà de toute discrétion de la tolérante bienveillance de l'Administration.

IV

Parmi ces usiniers, plus gênants que gênés, il en est un dont il faut plus particulièrement signaler les agissements.

Il s'agit d'une entreprise de vidange, montée à Levallois-Perret par les banquiers Pereire, sous la raison commerciale de *Compagnie de Salubrité de Levallois-Perret.*

On va donner sur cette entreprise des détails qui feront aisément comprendre la nécessité de contraindre ses exploitants à en user comme leurs confrères en vidanges, c'est-à-dire à respecter les règlements et à traiter et épurer les matières qu'ils recueillent des fosses — moyennant finance — et qu'ils jettent audacieusement à l'égout qui les conduit dans la Seine sans autre formalité — sans payer un centime.

Avec une habileté particulièrement remarquable cette compagnie de vidange a su placer son commerce aux yeux du public dans une situation privilégiée, elle a créé à son profit, par une série de manœuvres compliquées et peu scrupuleuses, d'artifices subtils et de malices, la plupart du temps cousues de fil blanc, une sorte d'état de choses, une sorte de droit paraissant découler de faits acquis contre lesquels il semble à beaucoup, impossible de réagir sans compromettre des intérêts respectables qui d'ailleurs ne sont nullement menacés. Le Conseil municipal de Paris, de la bonne foi duquel elle a abusé avec une désinvolture toute financière et judaïque, plusieurs fois saisi de la question soulevée par cette situation irrégulière et équivoque, a pris des délibérations formelles pour la faire cesser, sans que l'Administration Préfectorale ait jamais donné suite à ces votes ; malgré la volonté du Conseil, la compagnie dont s'agit, installée à Levallois-Perret, rue Victor-Hugo, n° 133, continue à jeter tous les jours dans l'égout qui passe devant sa porte *dans les 300 mètres cubes de vidange !*

J'ai raconté ailleurs les singuliers moyens mis en œuvre par les courtiers de cette compagnie financière dont l'insolence a été absolument inimaginable au début.

Aidés du concours plus qu'actif d'un maire de Levallois-Perret qui, en 1893, n'avait pas hésité à prendre un arrêté rendant les services de cette compagnie obligatoires, les courtiers vidangeurs terrorisèrent la population pendant les années 1893, 1894 et 1895, abusant de la bonne foi des propriétaires pour leur faire souscrire des abonnements, en les menaçant de la rigueur de lois qui n'ont jamais existé que dans leur imagination. Je n'y reviendrai pas ici.

Sans retracer les incidents d'un passé invraisemblable, je me bornerai, pour bien faire comprendre la nécessité de mettre fin à une mauvaise action — à une duperie — à rappeler dans quelles conditions les banquiers Péreire ont monté cette affaire, dite de salubrité, qui leur a rapporté déjà plusieurs centaines de mille francs de bénéfices *nets* et qui leur rapporte encore une centaine de mille francs par an.

C'est en 1881, au moment où l'on discutait ferme la question de l'assainissement de Paris que cette opération financière prit naissance. Un ingénieur ingénieux, qui a fait quelque bruit depuis dans les réclames des journaux, avait proposé à la ville de Paris un système particulier de vidange déjà connu d'ailleurs depuis longtemps et déjà repoussé comme impraticable, consistant à capter les vidanges dans les fosses d'aisances pour les transporter souterrainement, au moyen d'une canalisation hermétique, dans des usines où il devait les traiter en vases clos et par la chaleur pour les transformer en engrais agricoles. Le solliciteur était fortement appuyé ; le conseil de l'époque, à la recherche d'un moyen d'assainissement, autorisa cet ingénieur à faire l'essai de son système où, pour être plus dans la vérité du système qu'il exhumait des cartons mêmes de l'Hôtel de Ville où il avait été imaginé vers 1854.

En vertu d'une délibération du 2 août 1881, des essais de captage furent faits à la caserne de La Pépinière et dans différentes maisons de quartier de La Bienfaisance, les matières, transportées dans une usine établie dans les dépendances des égouts, à Levallois-Perret, furent jetées à la Seine. Jamais tentative de traitement ne fut même ébauchée ; aussi, lorsque après deux années de ce trafic ingénieux, mais inadmissible, la commission technique établie à l'Hôtel de Ville en vue de rechercher les meilleurs procédés d'assainissement eût à examiner les résultats des expériences de cet ingénieur, ses membres furent-ils unanimes pour le prier de s'en allér. La farce était trop cavalière.....

Repoussée de Paris. la Compagnie de salubrité qui s'était formée (?) entre temps, au capital de 600.000 fr. se rabattit sur Levallois-Perret. Elle aboucha l'un de ses agents avec la municipalité de cette ville et lui proposa de reprendre, plus en grand cette fois et plus complètement l'expérience avortée à Paris. Le programme comportait de nouveau enlèvement souterrain des vidanges et traitement en vases clos par la chaleur. Les propositions furent accueillies avec enthousiasme et les belles promesses furent même écrites sur papier timbré en un contrat que j'ai donné tout au long ailleurs et qui porte la date du 25 novembre 1888.

Aux termes de ce contrat, la Compagnie de Salubrité *s'enjage à recevoir et à enlever les matières excrémentielles et les eaux ménagères* (on épurait même les eaux ménagères !) *provenant des immeubles situés sur le territoire de la ville de Levallois-Perret* (art 1ᵉʳ) *au moyen d'une canalisation spéciale étanche supprimant toute communication entre ces matières d'une part, l'air, les égouts et les terrains environnants d'autre part* (art. 2), *pour les conduire dans des usines spéciales situées en dehors du territoire de la commune de Levallois-Perret,* POUR Y ÊTRE TRAITÉES A SES RISQUES *et* PÉRILS ET *sous les autorisations de droit* (art. 18).

Pour mieux confirmer le programme que l'on se réser-

vait d'appliquer avec une scrupuleuse exactitude, la
Compagnie s'interdit même par le contrat de jeter quoi
que ce soit dans l'égout, tout devant être chimiquement
épuré et transformé par des procédés infaillibles et
nouveaux; et on introduisit dans ce contrat un article 12
ainsi conçu :

12. — Afin que le système d'assainissement qui sera appliqué
par la Compagnie de Salubrité reçoive son entière application,
des arrêtés municipaux interdiront, dans les égouts existants,
ainsi que dans ceux qui seront ultérieurement construits, le
déversement des vidanges et généralement de toutes les matières solides ou liquides quelconques, susceptibles d'entrer en
fermentation ou de répandre des odeurs.

La condition de l'article 18, d'épurer les matières dans
des usines situées hors du territoire de la commune de
Levallois-Perret, était essentielle. Non content de l'ap-
puyer de l'engagement de l'article 12, l'article 6 faisait
de son inexécution un cas de déchéance !

*Cet article 6, dit formellement que si, pendant la
durée de la concession, la Compagnie ne se conforme
pas aux dispositions de l'article 18, on pourra la lui
retirer.*

On ne pouvait pas être plus absolu !

Mais entre les promesses et leur réalisation, il y a tout
un abîme.

L'épuration n'entrait dans la combinaison que comme
appât.

Epurer ? ce serait une dépense coûteuse, inutile ne
devant laisser aucun profit, donc perte sèche.

Voici comment la Compagnie de Salubrité de Levallois-Perret exécuta son programme :

Après avoir monté son usine de la rue Victor-Hugo,
elle sollicita du Conseil Municipal de Paris l'autorisation
de jeter les EAUX RÉSIDUAIRES de ses traitements en vases
clos et par la chaleur, le Conseil la lui accorda par délibération du 26 juin 1889, dont voici le texte :

1889. 528. — *Autorisation à la Compagnie de salubrité d'occuper les collecteurs situés à Levallois-Perret, et d'évacuer les eaux de son usine dans la cunette du collecteur* (M. Dumay, *rapporteur*).

Le Conseil,

Vu le projet de convention passé le 20 novembre 1888 entre le Maire de Levallois-Perret et la Compagnie de Salubrité et par laquelle la dite Compagnie s'engage, pour une durée de 40 années, à *recevoir* et à *enlever* les matières excrementielles et les eaux ménagères provenant des immeubles situés sur le territoire de la commune de Levallois-Perret.

Vu la lettre en date du 9 février 1889 par laquelle la dite Compagnie demande l'autorisation : 1° d'installer une conduite pneumatique de 0 m. 20 c. de diamètre dans chacun des égouts collecteurs de Paris qui traversent le territoire de la commune, depuis les fortifications, jusqu'à la jonction de ces deux galeries ; 2° d'évacuer dans la cunette du collecteur, près de son débouché en Seine, les eaux provenant de l'usine d'aspiration.

Vu le plan de la canalisation, annexé à la lettre du 9 février 1889. Vu le mémoire en date du 1er avril 1889 par lequel M. le Préfet de la Seine propose d'accorder la double autorisation sollicitée sous certaines conditions et réserves destinées à sauvegarder les droits et les intérêts de la ville de Paris.

Vu le rapport de l'inspecteur général des ponts et chaussées, directeur des travaux de Paris.

Délibère :

ARTICLE PREMIER. — La Compagnie de Salubrité est autorisée, sous réserve de la ratification par M. le Préfet de la Seine de la convention sus-visée du 20 novembre 1888 :

1° A installer une conduite pneumatique de 0 m. 20 c. de diamètre dans chacun des deux égouts collecteurs de Paris qui traversent la commune de Levallois-Perret, depuis les fortifications jusqu'à la jonction de ces deux galeries ;

2° A évacuer dans la cunette du collecteur, près de son débouché en Seine, les eaux provenant de l'usine d'aspiration.

ART. 2. — La présente autorisation est accordée aux conditions suivantes :

§ 1. — L'occupation des deux collecteurs par la Compagnie de Salubrité n'est consentie qu'à titre essentiellement précaire elle sera révocable à toute époque, au gré de la ville de Paris et sans indemnité.

§ 2. — La Compagnie de Salubrité paiera à la ville de Paris, pour cette occupation, une redevance annuelle qui sera calculée sur le taux de 200 francs par kilomètre de conduite.

§ 3. — La faculté donnée à la Compagnie de Salubrité d'évacuer dans la cunette du collecteur les eaux provenant de son usine d'aspiration n'est accordée qu'à titre de simple tolérance, la ville de Paris se réservant le droit absolu de faire cesser cette tolérance à toute époque, en prévenant la Compagnie six mois à l'avance.

Dans le cas où le débouché en Seine viendrait à être fermé, la tolérance prendrait fin de plein droit.

Muni de cette autorisation s'appliquant à des *eaux épurées* la compagnie, au lieu d'enlever les matières, les précipita tout simplement à l'égout.

Comme le propriétaire de Saint-Ouen dont il était question plus haut, elle trouva ce procédé plus économique. .

J'ai signalé à qui de droit, en 1895, cette dangereuse infraction aux ordonnances et à la foi du contrat. La Préfecture de police envoya un inspecteur auquel, paraît-il, on fit croire qu'avant de jeter les vidanges à l'égout, on les désinfectait minutieusement et scrupuleusement ; l'inspecteur prit cela pour argent comptant, la préfecture de police ne bougea plus. A la Préfecture de la Seine on ne s'émotionna même pas ! La municipalité de Levallois se désintéressa. Bref on laissa faire ; la Compagnie de Salubrité, avec son audace habituelle, ayant menacé de procès formidables si on touchait à ces « prérogatives et à ses privilèges » J'insistai néanmoins.

A la direction des eaux on objecta une excuse qui a semblé acceptable à l'époque.

L'autorisation accordée à la Compagnie de Salubrité cessera lorsque le débouché de l'égout en Seine sera fermé ; or cette fermeture aura lieu le 10 juillet 1899, disait-on. Ce jour-là, la compagnie sera mise en demeure de se pourvoir ailleurs, laissons les choses en état ; il n'y y en a pas pour bien longtemps et puis tout sera fini.

Le déversoir de l'égout à Levallois fut bien fermé le 10 juillet 1899 pour être réouvert le lendemain, 500 mètres plus bas à Clichy, mais la compagnie de **MM.** Pereire continua son écoulement fauduleux.

Cette pratique intolérable ne peut pourtant pas s'éterniser. Et puisque tout le monde est d'accord pour la condamner, pourquoi ne pas l'interdire une bonne fois ? Pourquoi cette complaisance persistante au profit de financiers richissimes qui se font largement payer par leurs abonnés les services que la ville de Paris rend à ceux-ci?

Je reviens à la charge... toujours !

L'affaire fut soumise à la sixième Commission.

La Compagnie de Salubrité, sous prétexte de rechercher un exutoire à ses vidanges, sollicita un répit.

Voici dans quels termes le *Bulletin municipal* rapporte la séance du Conseil municipal dans laquelle la question de ce délai fut examinée.

Sursis à la Compagnie de Salubrité de Levallois-Perret pour résiliation de tolérance d'occupation et d'écoulement dans les collecteurs.

M. Ernest Moreau, au nom de la 6° Commission. — Messieurs, en exécution d'une de vos délibérations, en date du 26 juin 1889, la Compagnie de Salubrité de Levallois-Perret a été autorisée à évacuer ses eaux dans chacun des deux égouts collecteurs de la ville de Paris qui traversent ladite commune.

Cette autorisation a été accordée à titre révocable et précaire, moyennant le paiement d'une redevance annuelle calculée sur le taux de 200 francs par kilomètre de conduite et à la condition que la ville de Paris se réservait le droit absolu de faire cesser, à toute époque, en prévenant six mois d'avance, la faculté donnée à ladite Compagnie d'évacuer dans le collecteur les eaux provenant de son usine d'aspiration et que, dans le cas où le débouché en Seine viendrait à être fermé, la tolérance prendrait fin de plein droit.

Or, depuis le mois de juillet, le collecteur d'Asnières est fermé à son débouché dans le fleuve

La Compagnie a été avisée et il lui a été rappelé que la tolérance dont elle bénéficiait devait cesser par suite de cette fermeture.

Dans ces conditions, **M.** le Directeur des Affaires départe-

mentales a demandé qu'il fût sursis au retrait de cette tolérance afin de permettre aux ingénieurs du département de
rechercher un moyen de concilier les mesures d'interdiction
qui pourraient être prises pour assurer le fonctionnement de
l'important service des vidanges dans une agglomération telle
que celle de Levallois-Perret.

En conséquence, votre 6° Commission, tout en regrettant
que l'Administration n'ait pas retiré cette tolérance pour le
10 juillet dernier, jour de la fermeture dudit collecteur, à la
Compagnie de Salubrité de Levailois-Perret, vous propose
de donner satisfaction à cette demande et d'accorder à ladite
Compagnie un délai de six mois, à partir du 1ᵉʳ janvier 1900,
pour faire cesser la tolérance qui lui a été accordce.

Le Conseil,

Vu la délibération, en date du 20 juin 1889, autorisant
Compagnie de Salubrité de Levallois-Perret à installer une
conduite pneumatique de 0 m. 20 c. de diamètre dans chacun
des deux collecteurs de la ville de Paris qui traversent ladite
commune, depuis les fortifications jusqu'à la jonction de
ces deux galeries, et à évacuer dans la cunette du collecteur,
près de son débouché en Seine, les eaux provenant de l'usine
d'aspiration, à la condition que cette tolérance prendrait fin
de plein droit dans le cas ou le débouché en Seine du collecteur viendrait à être fermé ;

Vu le mémoire, en date du 1ᵉʳ décembre 1899, par lequel
M. le Préfet de la Seine lui propose, bien que le collecteur
d'Asnières soit actuellement fermé à son débouché dans la
Seine, d'accorder à ladite Compagnie un délai de six mois, à
partir du Iᵉʳ janvier 1900, pour faire cesser la tolérance dont
elle bénéficie ;

Vu la note de M. le Directeur des Affaires départementales,
en date du 20 octobre 1899, demandant qu'il soit sursis au
retrait de l'autorisation dont il s'agit ;

Vu la proposition de M. le Directeur administratif de la
Voie publique et des Eaux et égouts ;

Sur le rapport de la 6° Commission,

Délibère :

Il est accordé à la Compagnie de Salubrité de Levallois-
Perret un délai de six mois, à partir du 1ᵉʳ janvier 1900, pour
faire cesser la tolérance qui lui est accordée, en vertu de la
délibération susvisée, d'installer des conduites pneumatiques
dans les collecteurs de la ville de Paris traversant ladite com-

mune et d'évacuer dans la cunette du collecteur, près de son débouché en Seine, les eaux provenant de l'usine d'aspiration.

MM. Pereire ne tinrent nul compte de la délibération, ils ne s'inquiétèrent d'aucun dépotoir et six mois après ils étaient aussi avancés que le premier jour. Cette fois-ci ils demandèrent à être autorisés à jeter leurs vidanges.

Voici la réponse du Conseil :

1900. 2038. — Refus de prolonger la tolérance accordée à la Compagnie de salubrité de Levallois-Perret pour occupation et écoulement dans les collecteurs (M. Ernest Moreau, *rapporteur*, 13 juillet 1900.)

Le Conseil,

Vu sa délibération, en date du 26 juin 1899, autorisant la Compagnie de Salubrité de Levallois-Perret à installer une conduite pneumatique de 0m. 20 de diamètre dans chacun des deux collecteurs de la ville de Paris qui traversent ladite commune, depuis les fortifications jusqu'à la jonction de ces deux galeries, et à évacuer dans la cunette du collecteur, près de son débouché en Seine, les eaux provenant de l'usine d'aspiration ;

Vu sa délibération, en date du 22 décembre 1899, accordant à ladite Compagnie un délai de six mois à partir du Ier janvier 1900 pour faire cesser cette tolérance ;

Vu le mémoire en date du 27 juin 1900, par lequel M. le Préfet de la Seine lui propose de prolonger, sous certaines conditions, la tolérance dont il s'agit ;

Vu la pétition par laquelle la Compagnie de Salubrité de Levallois-Perret demande que ladite tolérance soit prolongée moyennant le paiement d'une redevance à fixer ;

Vu le rapport de M. le directeur administratif de la Voie publique et des Eaux et égouts ;

Sur le rapport verbal présenté par M. Ernest Moreau, au nom de la 6e Commission, et pour les motifs exposés au compte rendu.

Délibère :

Il n'y a pas lieu d'accorder à la Compagnie de Salubrité de Levallois-Perret une prolongation de la tolérance qui l'a autorisée à installer une conduite pneumatique de 0 m. 20 c. d diamètre dans chacun des deux collecteurs de la ville de Paris qui traversent ladite commune, depuis les fortifications jusqu'à la jonction de ces deux galeries et à évacuer dans la cunette du collecteur, près de son débouché en Seine, les eaux provenant de l'usine d'aspiration.

(*Bulletin Municipal* du 24 juillet 1900).

Il semble que cette fois la question est tranchée sans recours possible et que la Seine va être enfin débarrassée du trop plein des égouts de Clichy, occasionnés par les déversements irréguliers des Pereire.

Eh bien pas du tout ! La Compagnie de Salubrité fait comme le nègre, elle continue et ses agents affirment qu'elle continuera tant que cela lui plaira, sous prétexte qu'il est impossible d'arrêter le service des vidanges de Levallois dont elle n'est pas d'ailleurs chargée. Elle fait du battage.

Ce battage n'a qu'un but : gagner du temps pour arriver tout doucement à profiter dans la plus large mesure, de la proposition suivante, dont je copie le texte dans le bulletin municipal du 6 novembre 1900.

Renvoi à la 6ᵉ Commission d'une proposition tendant à inviter l'Administration à faciliter aux nombreuses localités qui déversent leurs eaux d'égout en Seine l'usage de la canalisation d'épandage de la ville de Paris.

M. FORTIN. — Messieurs, la ville de Paris poursuit ses acquisitions de terrains pour l'épandage des eaux d'égout.

Les difficultés qui se produisent lors de la distribution de ces eaux dans les localités qui ont été reconnues propres à l'épandage et désignées pour le recevoir ont récemment donné lieu à des mouvements d'opinion dictés surtout par le vif désir des indemnités que certains intérêts privés espéraient retirer de la situation. Ma présence dans les environs de Paris m'a permis d'être suffisamment renseigné pour demander au Conseil d'exiger de l'Administration la plus grande prudence et la plus grande complaisance dans l'accomplissement de la prolongation du réseau d'épandage.

Il importe, en effet, que le public en villégiature dans ces parages soit bien persuadé que la ville de Paris entend user des droits qu'une loi lui a conférés, mais dans la mesure la plus convenable pour rendre facile, profitable et sans inconvénient la prolongation de cet épandage. Il est également essentiel de lui faire comprendre la nécessité où est la ville de Paris d'épandre le plus tôt possible pour pouvoir remplir grandement et d'une manière absolue le programme du tout à l'égout, en ce qui comporte l'épuration complète de la Seine. Pour y arriver et donner ainsi satisfaction aux Parisiens, non seulement dans Paris même, mais dans les localités situées dans le réseau d'épandage, il faudrait faciliter aux localités des environs de Paris, qui, elles, déversent leurs eaux d'égout, et même, dit-on, de vidange directement dans la Seine, le pouvoir de se servir des conduites de la Ville.

Pour atteindre ce résultat, il importe que, même là où l'épandage n'a pas lieu sur des terrains appartenant à la ville de Paris, l'Administration provoque, surveille et dirige, une entente entre les propriétaires pour l'organisation des conduites d'irrigation destinées à conduire les eaux des drains secondaires, cela afin d'éviter les accidents qui peuvent résulter de travaux faits en dehors d'elle et dont elle ne doit pas endosser la responsabilité.

Il importe également qu'aucune bouche d'alimentation ne soit placée dans des régions trop voisines des grands chemins publics et aussi d'éviter qu'il soit fait des lâchers en dehors de la surveillance du personnel de la Ville par les cultivateurs eux-mêmes. Il ne faut, en effet, chasser personne des villégiatures, lesquelles seraient menacées de dépréciation si le cultivateur, intéressé à l'usage des eaux d'égout, n'apprenait pas à s'en servir, suivant l'exemple donné à tous dans les plaines d'Achères et dans les jardins de la ville qui y sont situés. Mettre les bouches près des grands chemins, alors que l'organisation n'est pas complète, c'est effrayer les populations et provoquer contre la ville de Paris de véritables clameurs qui se traduisent par des demandes d'indemnités injustifiables, bien qu'elles semblent fondées par les échos que, dans leur ignorance des choses, les Parisiens eux-mêmes apportent à ces réclamations.

Il importe donc avant tout que la ville de Paris facilite à toutes les localités qui déversent dans la Seine des quantités considérables d'eaux ménagères et d'eaux d'usine la possibilité de prendre des mesures de salubrité comme la ville de Paris a su le faire ; cela en leur offrant, contre le paiement de justes indemnités, de déverser leurs eaux d'égout dans les conduites d'épandage de la ville de Paris.

A cette fin, je demande au Conseil de voter la proposition suivante :

« Le Conseil

« Délibère :

« L'Administration est invitée à présenter des contrats d'entente avec les localités situées sur le parcours de l'épandage et qui déversent leurs eaux en Seine, afin de faciliter le déversement de ces eaux en dehors du fleuve, dans des conditions propres à assurer la salubrité sur le parcours d'épandage et à éviter à la ville de Paris toutes les réclamations qui se produisent et dont la responsabilité incombe à ces localités.

« Signé : Fortin, Levée, Jousselin, Mossot, Pagliesi-Conti, Auffray. Poirier de Narçay, Paul Escudier, Dubuc, Adrien Mithouard, Pannelier, Gay. »

Renvoyée à la 6e Commission.

Cette proposition que j'ai tenu à donner tout au long, je me hâte de le dire, part d'un bon sentiment, mais encore ne faudrait-il pas que ce bon sentiment s'égarat et que, sous prétexte d'alléger les charges des victimes de l'épandage et celles de la ville de Paris, il serve uniquement les intérêts des financiers de la Compagnie de Salubrité de Levallois-Perret.

Il ne faudrait pas non plus que la mesure proposée put être considérée comme une sorte d'abrogation des règlements sur la police des égouts.

Le Conseil en examinant cette proposition y apportera, tout le monde en est convaincu, la plus grande réserve.

RÉSUMÉ

En résumé quels que soient les dires et la préférence de chacun, il n'y a encore qu'un vrai moyen d'épurer tout de suite la Seine :

Réduire autant que possible le volume des eaux à épandre par l'irrigation agricole notoirement incapable d'absorber tout ce qu'on lui verse.

Et, pour arriver à cette réduction, revenir au plus tôt, aussi bien dans la banlieue qu'à Paris, à une application raisonnée et méthodique des lois et règlements sur les égouts.

Ce que l'on doit exiger avant tout de l'Administration, c'est qu'elle exécute les deux délibérations prises par le Conseil envers les vidangeurs de Levallois-Perret et de ceux qui seraient tentés de les imiter. Ces vidangeurs se sont engagés à traiter leurs vidanges dans des usines spéciales, situées hors du territoire de la commune de Levallois-Perret (art. 18 de leur contrat), il n'y a pas de raison de les en dispenser au préjudice de la fortune et de la salubrité publiques. Les autorisations accordées sont d'ailleurs subordonnées à cet engagement formel.

Oh ! je sais bien qu'ils prétendront qu'ils épurent ! C'est l'antienne qu'ils ont chantée à l'inspecteur de salubrité envoyé par la Préfecture de Police en 1895. Ils épureront pour la frime quelques tonneaux de vidange devant les vérificateurs. Ceux-ci partis, le déversement en Seine reprendra de plus belle ! Ces gens-là ne sont pas chiche de promesses, mais ils ne consultent que leurs intérêts.

Or leur intérêt n'est pas d'épurer, parce que c'est une dépense sans profit — le déversement du tout venant à l'égout est leur seule ressource.

La proposition Fortin que j'approuve dans son intention, que mais je me permets de combattre dans ses tendances, aurait pour conséquence, si elle était adoptée sans précautions préalables, de faire échec en quelque sorte aux mesures tutélaires rappelées plus haut ; c'est pour cela que j'appelle ici l'attention du public et du Conseil municipal en priant ce dernier d'apporter dans sa décision la plus grande prudence.

En terminant, j'insiste sur ce point, savoir que la solution actuelle de la question de l'empoisonnement de la Seine n'est pas dans l'extension difficile des champs d'irrigation, mais qu'elle est tout entière dans la réduction immédiate, dans la plus grande proportion possible, du volume des eaux à épandre.

En rappelant les vidangeurs de Levallois-Perret à la pudeur, on gagne 300 mètres cubes par jour.

Ce sera un sérieux pas en avant dans la voie de l'épuration de la Seine.

Puisse-t-il être fait demain !

A. TOURTEAUX.

100, rue du Bois, à Levallois-Perret.

Asnières Imprimerie M. Robert